RECHERCHE

SUR LA

MOLÉCULE URINAIRE ÉLABORÉE MOYENNE

ET LE RAPPORT AZOTURIQUE

DANS LE RHUMATISME CHRONIQUE PROGRESSIF

(Et dans un cas de Rhumatisme chronique progressif compliqué
de Morphinomanie)

PAR

Le Dr Henri BORST

DE L'UNIVERSITÉ DE PARIS

PARIS

VIGOT FRÈRES, ÉDITEURS

23, PLACE DE L'ÉCOLE-DE-MÉDECINE, 23

—

1902

RECHERCHE

SUR LA

MOLÉCULE URINAIRE ÉLABORÉE MOYENNE

ET LE RAPPORT AZOTURIQUE

DANS LE RHUMATISME CHRONIQUE PROGRESSIF

(Et dans un cas de Rhumatisme chronique progressif compliqué
de Morphinomanie)

PAR

Le Dr Henri BORST

DE L'UNIVERSITÉ DE PARIS

PARIS

VIGOT FRÈRES, ÉDITEURS

23, PLACE DE L'ÉCOLE-DE-MÉDECINE, 23

—

1902

A LA MÉMOIRE DE MON PÈRE ET DE MA MÈRE

A MA TANTE MADEMOISELLE MATHILDE BORST

A MA COUSINE MADEMOISELLE ANNA BEYER

A MONSIEUR ET MADAME KLEIN

Nous prions M. le professeur Raymond d'agréer l'expression de notre reconnaissance pour le très grand honneur qu'il nous a fait en acceptant la présidence de notre thèse.

Nous tenons à remercier tout particulièrement M. le Dr Desgrez, professeur agrégé à la Faculté de Médecine, pour l'amitié qu'il nous a toujours portée et pour les conseils judicieux qu'il nous a donnés au cours de ce travail.

M. le Dr Claude s'est mis avec une très grande complaisance à notre disposition pour nous expliquer les principes de la cryoscopie, nous lui présentons l'expression de notre gratitude.

Nous prions aussi M. Balthazard, interne des hôpitaux, d'agréer nos meilleurs remerciements pour l'amabilité avec laquelle il nous mit au courant des méthodes d'analyse employées dans le laboratoire de M. le professeur Bouchard.

M. le Dr Variot, chez lequel nous avons passé quelques excellents mois d'externat, a bien voulu nous continuer un accueil bienveillant — c'est à lui que nous devons un des cas les plus intéressants étudiés dans cette thèse ; — qu'il

soit assuré de nos sentiments profondément reconnais-
sants.

Nous gardons enfin de notre passage dans les services
de M. le professeur Guyon, de MM. Albert Robin et Quénu,
un souvenir plein de gratitude pour les excellentes leçons
de ces excellents maîtres.

INTRODUCTION

Les substances albuminoïdes introduites par l'alimentation dans l'organisme, y subissent des phénomènes de désintégration dont la conséquence est le dédoublement de la molécule albumine en une série de molécules d'autant plus nombreuses et par conséquent d'autant plus petites que la nutrition s'est accomplie d'une façon plus parfaite. C'est ainsi que cette molécule dont le poids est extrêmement élevé puisqu'il varie entre 6.000 et 10.000 se retrouve finalement dans les urines sous forme de substances à poids moléculaire de plus en plus faible, jusqu'à ce qu'enfin la molécule la plus parfaite, c'est-à-dire la plus petite, l'urée, se trouve réalisée. Celle-ci présente un poids moléculaire égal à 60. L'idéal serait donc de ne trouver dans une urine que des molécules de cette grosseur, cependant, cette perfection n'est jamais réalisée, et même chez l'individu normal on retrouve à côté de petites molécules, un certain nombre de molécules mal segmentées, à poids moléculaire élevé, parmi lesquelles nous citerons à titre d'exemple :

L'acide oxyprotéique dont la molécule pèse 1322 ; l'acide urique dont la molécule pèse 168, l'urate neutre de soude dont le poids moléculaire s'élève à 212, etc., et il est évident que si on avait l'idée de prendre le poids moléculaire *moyen* de ces différentes substances contenues en dissolution dans une urine, on trouverait une moyenne d'autant plus basse, que les petites molécules y seraient en plus grande quantité, d'autant plus élevée que les grosses molécules s'y trouveraient en plus grand nombre, et cela fournirait une indication précieuse sur l'état de la nutrition, puisque celle-ci est d'autant plus parfaite que le nombre des petites molécules est plus grand, d'autant plus défectueuse que celui-ci est plus petit.

C'est ce que M. le professeur Ch. Bouchard s'est proposé de faire en introduisant dans l'étude des actes de la nutrition, cette notion nouvelle : « **de la détermination du poids de la molécule urinaire élaborée moyenne** » (*Compte rendu de l'Académie des Sciences*, 9 janvier 1899) et cette opération s'effectue de la façon la plus simple ; il suffit en effet pour cela de connaître le poids total des substances solides dissoutes dans une urine, et de le diviser par le nombre de leurs molécules. La première de ces valeurs s'obtient par la dessication dans le vide en présence d'acide sulfurique d'une quantité déterminée d'urine ; la seconde par la cryoscopie : l'eau distillée congèle à 0°. Raoult a déterminé la loi suivante : l'abaissement du point de congélation d'une solution est proportionnel au nombre des molécules dissoutes dans l'unité de volume de l'eau, *quelles que soient la nature et la grosseur de ces molécules*. On prendra donc le point de congélation d'une urine — soit Δ ce point de congélation; — que l'on admette ensuite que Δ exprimé en 100ᵉ de degré représente le nombre des molécules dissoutes et nous voyons qu'il suffira d'une simple lecture thermométrique pour obtenir le nombre des molécules cherché.

Cependant ici intervient une nouvelle notion ; le NaCl d'une urine n'est pas une substance élaborée, elle a une origine alimentaire, et après quelque dissociation passagère, elle sort de l'organisme telle qu'elle y était entrée ; il faudra donc tenir compte de ce fait dans l'évaluation du poids de la molécule élaborée moyenne et soustraire du poids total des substances solides dissoutes dans l'urine, le poids des chlorures préalablement obtenus par les méthodes de dosage habituelles.

Dans une seconde opération on soustraira ensuite du nombre total des molécules contenues dans l'urine le nombre des molécules correspondant au NaCl, nombre que l'on obtient en multipliant le poids des chlorures contenus dans 100 cc. d'urine par 0,61 ; cette valeur représentant le point de congélation d'une solution de chlorure de sodium à 1 0/0 (1).

(1) Si les urines contiennent de l'albumine ou du sucre il faudra procéder de même.

Le poids de l'albumine obtenu par la méthode des pesées et rapporté à 100 cc. sera retranché du poids du résidu sec.

Il ne sera pas utile de faire la correction du point de congélation de cette substance : car, en raison de l'énormité de sa molécule, l'albumine en solution aqueuse à 1/100 a pour point de congélation 0,003 et nous ne poussons l'approximation que jusqu'à 0,010 (Ch. Bouchard).

En ce qui concerne le sucre, cette substance peut dériver de l'albumine, mais à la condition seulement de ne pas être élaborée ; quand

Soit :

M le poids moléculaire moyen cherché.

K une constante égale à 18,5.

P le poids des substances solides dissoutes dans 100 cc d'urine ou *résidu sec*.

p le poids du NaCl contenu dans 100 cc. (le poids de la molécule élaborée moyenne est en effet rapporté à 100 cc. d'urine).

Δ le point de congélation de l'urine ou nombre total des molécules contenues dans l'unité de volume de l'urine.

Δ' le nombre des molécules correspondant au chlorure de sodium.

Nous obtiendrons *le nombre des molécules élaborées* en défalquant Δ' de Δ ; soit :

δ le nombre des molécules élaborées ; il nous sera facile de comprendre la formule :

$$M = \frac{K(P-p)}{\Delta-\Delta'} \quad \text{ou} \quad \frac{K(P-p)}{\delta}$$ et si nous remplaçons par des chiffres les différentes valeurs correspondantes nous aurons par exemple :

$$M = 18,5 \; \frac{5,250-1,22}{1,54-0,74} = 96,8$$ ce chiffre représentant effectivement la molécule urinaire élaborée moyenne d'une de nos malades.

elle subit sa transformation normale elle est en effet éliminée à l'état de CO^2 par les poumons.

On dosera donc le sucre contenu dans 100 cc., le poids obtenu sera soustrait de celui du résidu sec. Ce même poids multiplié par 0,092 nous donnera le nombre des molécules de sucre contenues dans l'urine examinée : 0,092 étant le point de congélation d'une solution à 1/100 de glucose.

Si maintenant nous examinons cette formule :

$$M = \frac{K(P-p)}{\delta}$$ nous voyons que M dépend exclusivement de δ : plus le nombre des molécules élaborées sera grand, plus en effet M sera petit, et inversement plus δ sera petit, plus M sera grand ; ce qui nous fournira une indication précieuse au point de vue du fonctionnement de la nutrition : un poids moléculaire moyen peu élevé correspondant en effet à un grand nombre de molécules, c'est-à-dire à une segmentation parfaite, nous indiquera un état nutritif parfait ; un poids moléculaire élevé correspondant au contraire à un petit nombre de molécules, c'est-à-dire à des phénomènes de dédoublement imparfaits, sera le signe d'un fonctionnement défectueux des actes de la nutrition.

Il nous a paru intéressant d'appliquer ces notions nouvelles à l'étude du RHUMATISME CHRONIQUE PROGRESSIF OU POLYARTHRITE DÉFORMANTE à cause de sa parenté avec les maladies de la nutrition et d'étudier également *la molécule élaborée moyenne comparativement avec le rapport azoturique* ; car si la théorie permettait de prévoir que l'on trouverait dans ce type de maladie une molécule plus élevée que la normale, si d'autre part l'on était autorisé à penser que ces deux valeurs : molécule élaborée moyenne et rapport azoturique seraient fonction inverse l'une de l'autre, encore pourrait-on se demander si les faits répondraient à la théorie, si l'expérience viendrait confirmer les vues de l'esprit. Il nous a paru pourtant nécessaire de joindre à notre étude et de mener parallèlement avec elle *l'étude cryoscopique* des urines examinées par nous. Celle-ci peut nous donner des indications utiles sur l'état de la circulation en général, sur l'état de la circulation du rein en particulier et sur sa perméabilité. Jugeant les actes de la nutrition par l'analyse des urines, il était en effet indispensable de se rendre compte de la valeur fonctionnelle de l'organe destiné à nous les fournir.

Notre étude comprendra donc trois parties : dans la première, nous exposerons les méthodes employées dans nos recherches ; dans la deuxième nous présenterons les observations de nos malades, les résultats de l'analyse et de la cryoscopie des urines ; la troisième comprendra la discussion des résultats obtenus et les conclusions que nous croyons pouvoir en tirer.

PREMIÈRE PARTIE

Méthodes d'Examen employées.

1. DÉTERMINATION DU POIDS DE LA MOLÉCULE URINAIRE ÉLABORÉE MOYENNE

a) *Détermination du poids des substances solides dissoutes dans 100 cc. d'urine ou résidu sec.*

Dans une capsule préalablement lavée et contenant quelques grains de kaolin, préalablement calciné au rouge, on verse 2 cc. d'urine. Cette capsule est portée sur un appareil à dessication contenant de l'acide sulfurique.

On y fait le vide ; le lendemain on pèse la capsule et la différence des poids obtenus nous indique le poids du résidu sec ; il suffira de multiplier par 50 pour avoir le poids des substances solides dissoutes dans 100 cc. d'urine.

Une précaution à prendre est de se servir de kaolin parfaitement sec, pour cela il sera préalablement calciné au rouge et conservé à l'étuve.

b) *Détermination du point cryoscopique de l'urine.*
Nous avons fait usage de l'appareil de Claude et Bal-

thazard qui provoque l'abaissement de la température par évaporation de l'éther.

c) *Dosage des Chlorures*.

Les chlorures ont été dosés volumétriquement par l'emploi d'une solution titrée de nitrate d'argent (décinormale).

On prélève 10 cc. d'urine, qui sont étendus de leur volume d'eau et additionnés d'acide acétique.

Quelques gouttes d'une solution de chromate neutre de potasse sont disposées sur une soucoupe préalablement enduite d'une légère couche de suif; un premier dosage approximatif est effectué en faisant tomber la solution de nitrate d'argent cc. par cc. jusqu'à ce qu'une goutte de cette liqueur fasse virer au rouge une gouttelette de chromate neutre de potasse.

Ce 1er dosage nous donne le nombre de cc. de la liqueur de nitrate d'argent nécessaire pour saturer les chlorures contenus dans l'urine.

Un second dosage effectué dans les mêmes conditions, mais en laissant tomber la liqueur de nitrate d'argent goutte à goutte, nous donne le nombre des 10es de cc., il suffit alors de multiplier le nombre de centimètres cubes employés par le titre de la solution de nitrate d'argent pour obtenir le poids des chlorures contenus dans 10 cc. d'urine : en multipliant ensuite par 10 on obtiendra la teneur en chlorures de 100 cc. d'urine.

II. Détermination du rapport azoturique

a) *Dosage de l'Azote de l'Urée.*

Le dosage de l'azote de l'urée comprend deux opérations :

1° Les matières azotées autres que l'urée sont précipitées par l'acide phosphotungstique.

2° Dans une seconde manipulation : l'urée est décomposée par l'hypobromite de soude.

Mode opératoire :

On prélève 10 cc. d'urine, on les verse dans un matras de verre et on dilue à 20 cc. Cette précaution est nécessaire quand la quantité d'urée est supérieure à 20 grammes par litre, parce que sans cela, ainsi que l'a indiqué M. Chassevant, un peu d'urée serait précipité.

On ajoute ensuite à la liqueur 1 cc. d'acide chlorhydrique et 4 à 5 cc. d'acide phosphotungstique, le mélange est agité ; on laisse reposer pendant 24 heures, puis la liqueur est filtrée ; le filtre lavé avec un peu d'eau distillée, la liqueur recueillie : on ajoute une goutte de phtaléine de phénol, on sature (1) par une quantité de lessive de soude

(1) Nous ne saurions trop insister sur la valeur de ces opérations préalables : l'étude du tableau n° 6, planche n° 1, nous indique en effet deux rapports, l'un de 0,99, l'autre de 0,91, rapports qui sont évidemment faux, ils tiennent en effet à l'emploi d'une liqueur d'acide phosphotungstique défectueuse et qui pendant deux jours faussa au laboratoire les analyses semblables qui furent faites. Une nouvelle liqueur préparée sur le champ permit dès le lendemain d'obtenir des résultats en rapport avec les faits observés jusqu'alors.

très étendue et suffisante pour amener la coloration rouge de la liqueur, on ajoute 1 à 2 gouttes d'acide sulfurique de façon à acidifier légèrement et on étend à 100 cc. ; on prélève 5 cc. de cette liqueur, on les porte sur l'uréomètre à mercure, on lave la cuvette supérieure avec un peu d'eau distillée, on ajoute 1 cc. d'une solution de glucose à 25 %, puis un léger excès de solution d'hypo bromite de soude; on porte sur la cuve à eau et on lit le volume du gaz dégagé en observant la technique ordinairement employée dans ce genre d'opération : on fait la correction de la température et de la pression barométrique, en se reportant pour cela à des tables préalablement dressées, et l'on obtient exprimé en milligrammes le poids de l'azote qui s'est dégagé. Il suffit alors de ramener par un simple calcul la quantité obtenue à 1000 cc. pour avoir l'azote de l'urée contenue dans un litre d'urine.

b) *Dosage de l'azote total :*

Comprend également deux opérations :

1° La destruction des matières organiques par l'acide sulfurique concentré et, par le fait, la transformation de l'azote total en sulfate d'ammoniaque.

2° La décomposition du sel ammoniacal par l'hypobromite de soude, suivant la méthode précédemment décrite pour le dosage de l'azote de l'urée.

Mode opératoire :

On prélève 10 cc. d'urine, on les verse dans un matras en verre de Bohême, on ajoute 5 cc. d'acide sulfurique concentré ; le matras est porté sur un bain de sable, chauffé à feu doux, jusqu'à l'ébullition, puis à grande

flamme, jusqu'à destruction de la matière organique,
c'est à-dire jusqu'à décoloration presque complète de la
liqueur. On laisse refroidir ; on dilue avec 30 cc. d'eau,
on laisse refroidir encore, on ajoute à la liqueur une goutte
de phtaléine de phénol et on sature avec de la soude jusqu'à apparition de la couleur rouge caractéristique ;
pendant toute cette opération, on a soin de n'ajouter la
liqueur de soude que goutte à goutte et de refroidir constamment pour éviter l'échauffement de la liqueur, ce qui
pourrait produire un dégagement d'ammoniaque ; dès que
la coloration rouge est obtenue, on ajoute qq. gouttes
d'acide sulfurique pour ramener la liqueur à une légère
acidité ; on étend ensuite à 100 cc. et on procède alors à
la décomposition du sel ammoniacal par l'hypobromite de
soude suivant le *modus faciendi* déjà décrit pour le
dosage de l'azote de l'urée.

c) *Détermination du rapport azoturique* : $\dfrac{Azu}{Azt}$

Il suffit alors de diviser le chiffre de l'azote de l'urée
par le chiffre de l'azote total pour obtenir ce rapport.

III. Cryoscopie des Urines

Nous avons employé pour la détermination de la diurèse
moléculaire totale, de la diurèse moléculaire élaborée et
du taux des échanges moléculaires la méthode de Claude
et Balthazard. Voici comment le docteur Claude expose
lui-même la méthode préconisée par ces deux auteurs :

« La cryoscopie des urines ou détermination du point

« de congélation a été appliquée pour la première fois en
« médecine par Koranyi pour l'étude des maladies du
« cœur et des reins. Le professeur de Buda-Pesth a mon-
« tré que le point de congélation Δ d'une urine se rap-
« prochait de 6°, lorsque l'élimination urinaire était peu
« abondante en substances dissoutes, dans les néphrites
« avec imperméabilité rénale par exemple.

« Raoult ayant établi antérieurement que le point de
« congélation est proportionnel au nombre des molécules
« en dissolution, nous avons cherché à mesurer la valeur
« des éliminations en considérant que Δ, point de congé-
« lation, représente le nombre de molécules contenu
« dans l'unité de volume, dans 1 centimètre cube ; et
« comme il importe de connaître la quantité totale de
« molécules éliminées dans les vingt-quatre heures, nous
« avons pris le point de congélation de l'urine totale des
« vingt-quatre heures et multiplié ce nombre par le vo-
« lume V d'urine pour obtenir la quantité des molécules
« excrétées en ces vingt-quatre heures ou $\Delta \times V$, lequel,
« rapporté au poids P de l'individu $\frac{\Delta V}{P}$, donne le nombre
« de molécules excrétées en vingt-quatre heures par kilo-
« gramme de poids du corps.

« Ce nombre nous indique le degré de concentration
« urinaire, la quantité de substances dissoutes éliminées.
« La détermination de la densité urinaire pouvait donner
« des renseignements analogues, mais elle ne pouvait plus
« être utilisée en cas d'albuminurie, tandis que l'albu-
« mine est négligeable, dans la cryoscopie des urines,
« tant qu'elle ne dépasse pas 10 grammes par litre.

« La formule que nous venons d'indiquer aurait pu
« nous suffire pour apprécier la valeur des éliminations
« et juger de l'insuffisance rénale, mais chez les cardia-
« ques on peut voir les urines diminuer de quantité, et
« dans ces conditions, alors même que Δ atteint un chiffre
« élevé, V étant faible, $\dfrac{\Delta V}{P}$ sera faible. Il fallait différen-
« cier ces deux types d'insuffisance rénale et d'insuffi-
« sance cardiaque. Or, ce qui est intéressant à apprécier
« dans l'excrétion rénale, ce sont, comme l'a montré le
« professeur Bouchard, les matériaux de désassimilation
« qui sont constitués par toutes les substances à l'exclusion
« du NaCl, que nous pouvons doser, et dont nous pou-
« vons, par un calcul très simple, déterminer la part qui
« lui était attribuable dans le point de congélation total de
« l'urine. En défalquant cette valeur Δ', nous avons un
« nombre $\Delta - \Delta' = \delta$ qui représente les substances achlo-
« rées, les produits de désassimilation, les poisons uri-
« naires, et $\dfrac{\delta V}{P}$ figurera l'excrétion par vingt-quatre heures
« et par kilogramme de poids du corps, de ces molécules
« de déchet.

« Nous avons étudié le rapport qui existe entre l'éli-
« mination urinaire totale représentée par $\dfrac{\Delta V}{P}$ et l'élimi-
« nation des produits de désassimilation $\dfrac{\delta V}{P}$, rapport qui
« peut être exprimé par $\dfrac{\Delta}{\delta}$. Ce rapport a une grosse im-
« portance ; nous avons vu, en effet, en examinant les
« urines de sujets sains, que les valeurs de $\dfrac{\Delta V}{P}$ dans les

« conditions normales de vie et d'alimentation oscillent
« entre 2,500 et 4,000 et que, pour chacune de ces va-
« leurs extrèmes, le rapport $\frac{\Delta}{\delta}$ reste inférieur (pour cha-
« cune respectivement) à 1,40 et 1,70.

« Après avoir examiné un grand nombre de sujets
« indemnes de lésions rénales, nous avons pu construire
« un tableau des valeurs que $\frac{\Delta}{\delta}$ ne doit pas dépasser pour
« une valeur donnée de $\frac{\Delta V}{P}$. Au contraire, en étudiant
« des cas de lésions rénales profondes, d'urémie, nous
« avons vu ces valeurs $\frac{\Delta}{\delta}$ atteindre des chiffres très supé-
« rieurs à ceux que nous avons constatés chez les indi-
« vidus sains.

« Ces recherches nous ont permis d'établir la formule
« cryoscopique des urines dans l'insuffisance cardiaque et
« dans l'insuffisance rénale.

« Dans l'insuffisance cardiaque, les valeurs de $\frac{\Delta V}{P}$ et de
« $\frac{\delta\Delta}{P}$ sont très faibles (d'autant plus faibles que le cœur
« est plus altéré) et traduisent des éliminations pauvres,
« mais, si le rein est indemne, la valeur $\frac{\Delta}{\delta}$ est très basse
« également. Dans une de nos observations nous relevons,
« par exemple, $\frac{\Delta V}{P} = 2000$, $\frac{\delta V}{P} = 1\,500$ et $\frac{\Delta}{\delta} = 1,10$ (in-
« suffisance cardiaque peu prononcée).

« Dans l'insuffisance rénale complète, $\frac{\Delta V}{P}$ et $\frac{\delta V}{P}$ sont
« également très faibles, mais $\frac{\Delta}{\delta}$ atteint, relativement à

« $\dfrac{\Delta V}{P}$ un chiffre très élevé. Chez un des malades que
« nous avons étudiés, $\dfrac{\Delta V}{P} = 1\,000$, $\dfrac{\delta V}{P} = 700$, $\dfrac{\Delta}{\delta} = 1,50$.

« A côté de ces deux types bien tranchés et qui permet-
« tent d'affirmer un diagnostic encore hésitant, on peut
« trouver une infinité d'autres types, quelquefois d'une
« interprétation plus difficile. C'est ainsi que nous avons
« vu l'hypertension artérielle des artério-scléreux se
« caractériser par des valeurs élevées de $\dfrac{\Delta V}{P}$ avec $\dfrac{\Delta}{\delta}$ va-
« riables suivant qu'il existait ou non une insuffisance
« rénale. Chez des cardiaques dont le rein était en même
« temps insuffisant, $\dfrac{\Delta}{\delta}$ acquérait des valeurs trop élevées
« pour les nombres de $\dfrac{\Delta V}{P}$, etc., etc.

« Mais bien que ces types soient assez distincts, à notre
« avis, pour permettre de porter souvent un diagnostic,
« nous avons toujours pensé qu'ils ne pouvaient être inter-
« prétés justement qu'en s'appuyant sur un examen clini-
« que soigneux du malade. Il est des cas, en effet, où la
« prédominance des lésions glomérulaires pourrait donner
« un schéma cryoscopique d'insuffisance cardiaque et réci-
« proquement. Aussi nous sommes-nous efforcés dans
« nos recherches de mettre en parallèle l'étude clinique
« du malade et l'examen cryoscopique, en y ajoutant
« divers procédés d'investigation, et en contrôlant, quand
« l'occasion s'en est présentée, notre diagnostic par l'ana-
« tomie et l'histologie pathologique.

« C'est ainsi que nous avons pu décrire un type cryos-

« copique d'hypersthénie cardiaque et un type d'insuffi-
« sance. Dans les néphrites, nous avons vu qu'il existait
« dans le cours de la maladie des phases de perméabilité
« suffisante du rein et des périodes d'insuffisance, celles-
« ci se rapprochant pour aboutir à l'insuffisance complète
« dans la période terminale. Quant aux éliminations des
« substances en dissolution dans les urines, elles sont rela-
« tivement plus abondantes dans les néphrites dites
« interstitielles que dans les néphrites dites parenchyma-
« teuses.

« Mais ces formules cryoscopiques sont surtout utiles
« pour dépister les insuffisances rénales latentes, dans les
« néphrites chroniques qui n'arrivent à déterminer des ac-
« cidents d'auto-intoxication qu'après une longue durée.
« Chez les malades atteints de cette variété de néphrite,
« l'examen *fréquemment répété et surtout plusieurs*
« *jours de suite*, peut déceler des insuffisances transitoires
« à peine soupçonnées par le seul examen clinique.

« D'autre part, la cryoscopie employée suivant la
« méthode que nous préconisons permet de porter un
« pronostic sur la nature de certaines albuminuries in-
« termittentes.

« Enfin, dans les maladies infectieuses graves, qui peu-
« vent se compliquer de lésions du cœur ou du rein, il
« peut être utile d'être renseigné de bonne heure sur la
« valeur fonctionnelle de ces organes. Nous avons étudié le
« type cryoscopique des urines dans quelques cas de pneu-
« monie et de fièvre typhoïde sans complications, et nous
« avons vu qu'il était assez fixe pour qu'on pût être pré-
« venu d'une atteinte du cœur et du rein par une modifi-

« cation des rapports habituellement constatés. Nous avons
« cité des observations de diphtérie ayant suivi un cours
« normal ou compliquées de troubles cardiaques ou rénaux
« qui sont très caractéristiques à cet égard.

« Nous ne pouvons rapporter ici que les résultats géné-
« raux de la méthode que nous avons employée et que
« nous pouvons résumer ainsi : le point de congélation
« d'une urine multiplié par le volume émis en 24 heures
« et divisé par le poids de l'individu donne une valeur
« $\frac{\Delta V}{P}$ représentant l'élimination moléculaire totale par 24
« heures et par kilogrammme de poids du corps, tandis
« que l'élimination des substances achlorées, des pro-
« duits de désassimilation, est figurée par la formule $\frac{\delta V}{P}$
« dont nous avons montré la signification. Ces deux vo-
« lumes diminuent et atteignent des chiffres très bas dans
« l'insuffisance cardiaque comme dans l'imperméabilité
« rénale. Ce premier résultat est hors de contestation, in-
« discutable et à ce seul point de vue, la cryoscopie, sui-
« vant cette méthode, permet d'apprécier scientifiquement,
« de mesurer d'une façon précise l'élimination urinaire.

« De plus, nous avons constaté que le rapport entre les
« deux valeurs $\frac{\Delta}{\delta}$ comparé à $\frac{\Delta V}{P}$ peut prendre une signifi-
« cation diagnostique qui caractérise l'altération de la fonc-
« tion rénale.

« Les relations entre $\frac{\Delta V}{P}$ et $\frac{\Delta}{\delta}$ qui expriment cette insuf-
« fisance rénale, nous les avons déterminées empirique-
« ment, d'après l'observation et l'étude anato-moclinique

« d'un grand nombre de cas. Le schéma d'imperméabilité
« rénale que nous avons ainsi établi s'est toujours montré
« conforme aux faits.

« Quant à l'interprétation de ces résultats de l'étude
« cryoscopique suivant le procédé que nous indiquons,
« elle est facile si l'on adopte la théorie de la sécrétion
« rénale proposée par Koranyi et qui est corroborée par
« un certain nombre d'observations physiologiques.

« Pour cet auteur, on sait, en effet, que les glomérules
« laissent filtrer une solution aqueuse de NaCl empruntée
« au sérum sanguin, et que la sécrétion des substances
« élaborées est le résultat de l'activité des cellules épithé-
« liales des tubes contournés. Mais pour des raisons d'or-
« dre physique très rationnelles, cette sécrétion s'accom-
« pagnerait d'une résorption d'une partie du NaCl éliminé
« par les glomérules, telle que pour une molécule de
« NaCl résorbée, une molécule de substance élaborée est
« déversée dans le tube urinaire. C'est ce que Koranyi
« appelle l'échange moléculaire. On conçoit que si les
« épithéliums sont altérés, cet échange sera moins parfait
« et les molécules de NaCl seront éliminées en excès, rela-
« tivement à ce qui existe dans les conditions physiologi-
« ques. Alors notre valeur δ s'écartera d'autant plus de Δ,
« le rapport $\dfrac{\delta}{P}$ sera plus élevé et pour une valeur donnée
« de $\dfrac{\Delta V}{P}$ atteindra des chiffres supérieurs à ceux que l'on
« observe chez l'individu dont les reins sont sains.

« La méthode d'examen cryoscopique des urines que
« nous avons proposée repose sur une hypothèse qui est
« loin d'être démontrée, a-t-on dit ; nous pensons qu'il est

« plus juste de dire qu'elle repose sur des faits d'observa-
« tion, et que l'interprétation de ces faits peut être fournie
« en s'appuyant, si l'on veut, sur l'hypothèse de Koranyi,
« Mais cette interprétation n'est pas nécessaire ; cette mé-
« thode a donné déjà des résultats qui sont d'accord avec
« les indications fournies par d'autres procédés d'investi-
« gation de la fonction rénale, et entre les mains d'autres
« observateurs que nous-mêmes.

« D'autres recherches sont assurément nécessaires, nous
« ne le dissimulons pas, pour permettre de juger la valeur
« de ce procédé ; toutefois, nous pensons que les rensei-
« gnements qu'il peut donner au médecin, comme complé-
« ment de l'étude clinique, ont tout au moins un avantage,
« c'est de substituer à des appréciations souvent vagues
« des éléments de mesure qui permettent de caractériser
« d'une façon précise le taux de l'excrétion rénale. »

DEUXIÈME PARTIE

Observations et résultats fournis par les analyses et la cryoscopie des urines.

OBSERVATION I

Mme Jeanne-Marie D..., 51 ans. Ménagère.

A. H. Mère atteinte de rhumatisme chronique.

A. P. Aucune maladie de l'enfance. Chloro-anémie à 16 ans.

HISTOIRE DE LA MALADIE : à 37 ans éprouvé des douleurs assez intenses dans le poignet du côté droit, le coude et l'épaule. Elle y attache d'abord peu d'importance mais bientôt ces douleurs vont en augmentant : la nuque est atteinte de raideur, et la malade est obligée de cesser tout travail. Un gonflement assez intense survient.

Cet état dure environ trois semaines, puis les membres inférieurs se prennent à leur tour ; c'est d'abord le genou droit qui devient douloureux, c'est ensuite l'articulation tibio-tarsienne, quelques jours après le membre inférieur gauche. Simplement douloureuses au début les articulations sont le siège d'un gonflement assez intense. L'impotence fonctionnelle est absolue, la malade est forcée de garder le lit. Pendant un an elle est dans l'impossibilité de se servir de ses membres. Puis elle se lève, mais est obligée de faire usage de béquilles. Cet état se prolongera pendant cinq années au cours desquelles elle éprouvera de fréquentes alternatives de bien et de mal : elle est extrêmement sensible aux moindres changements de temps et de température.

A 40 ans fièvre typhoïde.

A 43 ans de nouveaux phénomènes plus intenses se montrent du côté des jointures. La déformation des mains commence et va bientôt devenir définitive en s'accentuant de plus en plus.

Etat de la malade à 51 ans.

Elle est alitée, dans l'incapacité presque complète de se servir de ses membres. Très fortement amaigrie, au teint extrêmement pâle, elle se plaint de douleurs articulaires très intenses.

Examen de la malade :

Ce qui frappe tout d'abord c'est l'impossibilité dans laquelle se trouve la malade de tourner la tête, il existe une ankylose partielle de la colonne cervicale. La tête est légèrement projetée en avant, ses mouvements de rotation, d'élévation et d'abaissement sont limités.

Membre supérieur droit :

Petites articulations de la main : les articulations métacarpophalangiennes présentent toutes sans exception du renflement, cette déformation est surtout accusée au niveau de l'articulation métacarpo-phalangienne de l'index.

Les doigts sont rapprochés les uns des autres et déviés vers le bord cubital, la déviation de l'index étant la plus accentuée. Dans ces différentes articulations les mouvements d'extension et de flexion sont conservés en partie, assez fortement limités pour l'articulation du deuxième doigt avec le deuxième métacarpien.

Articulation du poignet : présente une déformation très nette, l'ankylose est absolue, les mouvements de flexion et d'extension, les mouvements de latéralité sont complètement perdus.

Articulation du coude : celle-ci est déformée dans la partie située au-dessus de l'interligne ; elle est ankylosée à angle droit, le mouvement de flexion peut être exagéré légèrement, le mouvement d'extension est impossible.

Épaule droite : douloureuse, peu déformée, mais présentant une ankylose légère ; les mouvements d'élévation et d'abduction sont limités en partie.

Membre supérieur gauche :

Les déformations observées de ce côté sont moins accentuées que du côté droit.

Petites articulations des mains : les articulations métacarpophalangiennes présentent le renflement caractéristique de la maladie ; cette déformation est surtout marquée au niveau de l'index ; les doigts rapprochés sont déviés vers le bord cubital de la main, cette déviation étant surtout prononcée pour le deuxième doigt.

Articulation du poignet : légère déformation, pas d'ankylose, les mouvements, quoique douloureux par instant, sont conservés.

Articulation du coude, idem.

Articulation de l'épaule : légèrement douloureuse, sans déformation ni ankylose.

Membre inférieur droit :

Petites articulations du pied droit : les articulations métatarso-phalangiennes sont renflées, à mouvements de flexion limités.

Articulation tibio-tarsienne , douloureuse et tuméfiée.

Articulation du genou : celle-ci présente une déformation extrêmement accentuée portant surtout sur la partie située au-dessus de l'interligne articulaire : sa forme est globuleuse, le genou est ankylosé dans l'extension, les mouvements de flexion sont complètement supprimés.

Articulation coxo-fémorale saine des deux côtés.

Membre inférieur gauche : Présente un certain degré d'atrophie comme les autres membres d'ailleurs, mais le jeu des articulations est libre et non douloureux.

Appareil respiratoire : Les poumons sont sains.

Appareil circulatoire : Le cœur n'est pas hypertrophié, pas de bruit de galop.

Foie est normal.

Système nerveux : Les réflexes tendineux sont normaux.

Etat général : Très précaire, facies très pâle, crises douloureuses fréquentes, peu d'appétit, état digestif bon, alimenmentation constituée par le 4ᵉ degré des hôpitaux. Les muscles sont généralemant atrophiés, mais plus particulièrement ceux de la main qui apparaît très décharnée. Pas de température.

Poids de la malade : 50 kilogr. 100.

RÉSULTATS FOURNIS PAR L'ANALYSE DES URINES faite chaque jour du 10 au 15 janvier ;

Ni sucre, ni albumine :

$$M = 398.8, \quad 91.9, \quad 112.3, \quad 93.4, \quad 92. \qquad 83.3.$$

$$\frac{Azu}{Azt} = 0.80, \quad 0.71. \quad 0.78. \quad 0.62, \quad 0.76, \quad 0.77.$$

Nota :

Ces résultats sont représentés graphiquement *planche n° 1, page 50.*

Les résultats cryoscopiques sont de même représentés *planche n° II, page 51.*

OBSERVATION II

M. J. B. P. Service de M. Chauffard à Cochin.

51 ans. Profession : maçon.

A. H. : Père mort de tuberculose.

Frère : deux attaques de rhumatisme articulaire aigu.

A. P. : Pleurésie à 12 ans, pas d'autre maladie.

Depuis deux ans se plaint de douleurs dans les membres, une sorte d'engourdissement surtout prononcé dans le bras gauche.

HISTOIRE DE LA MALADIE : Celle-ci débute par le gros orteil du pied gauche.

En octobre 1900, est atteint de douleurs de cet orteil, dou-

leurs très vives, constituées par des sortes d'élancements.
Bientôt ce doigt de pied se tuméfie et se renfle considérable-
ment. Les autres orteils sont atteints à leur tour ; ils deviennent
douloureux et se tuméfient ; le genou se prend également, il est
très douloureux et extrêmement gonflé. Cet état persiste
quelque temps, puis les petites articulations des mains deviennent douloureuses, le poignet se déforme, le coude et l'épaule
du côté gauche sont à leur tour le siège de phénomènes douloureux et se renflent, le malade est forcé d'abandonner tout travail jusqu'en juillet 1900 ; à cette époque il peut reprendre ses
occupations par instants. mais il éprouve des alternatives de
bien et de mal et ce n'est parfois qu'aux dépens de vives souffrances qu'il peut continuer à travailler.

En novembre 1901 il est forcé de prendre le lit.

Etat actuel : Le malade est alité, les articulations envelop-
pées d'ouate et de bandes.

Une sueur légère recouvre la face et la partie supérieure du
tronc, il souffre beaucoup.

Membre supérieur gauche :

Etat des petites articulations de la main : Les articulations
métac.-phal. sont très douloureuses et très déformées ; les
doigts sont rapprochés les uns des autres et légèrement déviés
vers le bord cubital ; les mouvements de flexion sont limités.

Les articulations des phalanges entre elles sont douloureuses
et renflées.

Articulation du poignet : Déformée, très douloureuse ; ankylosée, les mouvements sont complètement supprimés.

Articulation du coude : Renflée, se fléchit difficilement.

Articulation de l'épaule : Extrêmement renflée, très douloureuse, mouvements supprimés, le bras est accolé au corps.

Membre supérieur droit :

Ler articulations de ce côté ont été prises plus tard, les déformations sont moins accentuées, mais par contre la douleur est
extrêmement vive.

Petites articulations des mains : Les articulations mét.-

phalang. sont renflées et douloureuses ; pas de déviation des doigts.

Articulation du poignet : Douloureuse et légèrement anky-losée.

Articulation du coude : Mouvements conservés, mais très douloureux.

Articulation de l'épaule : Douloureuse ; sans déformation ni ankylose.

Membre inférieur gauche :

Petites articulations du pied : Les articulations métatarso-phalangiennes sont très douloureuses, mais la déformation est peu accentuée. Il n'y a pas d'ankylose.

Articulations tibio-tarsiennes : Très douloureuse, peu de déformation, pas d'ankylose.

Articulation du genou : Déformation accusée, renflement intense, ankylose partielle : mouvements de flexion très limités.

Articulation coxo-fémorale : Libre.

Membre inférieur droit : présente les mêmes localisations, mais les symptômes cliniques sont moins accusés, les articles quoique très douloureux sont très peu déformés et ont conservé la liberté de leurs mouvements.

Appareil respiratoire : un peu de congestion à la base droite.

Appareil circulatoire : sain, pas de bruit de galop, ni d'hy-pertrophie.

Etat du foie : normal.

Etat nerveux : Réflexes tendineux conservés.

Etat général. Peu satisfaisant ; la maladie présente les signes d'un accès aigu, cependant la température est peu élevée. elle oscille entre 37,2 et 37,9, peu d'appétit, digestion généralement bonne, l'alimentation est celle du quatrième degré des hôpi-taux.

Atrophie musculaire localisée aux membres atteints.

Poids du malade : 69 kil. 800.

Résultats fournis par les analyses faites chaque jour du 21 janvier au 26 janvier.

Ni sucre, ni albumine.

$$M = 70.1, \ 82.4, \ 73.6, \ 84.4, \ 85.7, \ 87.3.$$

$$\frac{Azu}{Azt} = 0.83, \ 0.72, \ 0.76, \ 0.70, \ 0.72, \ 0.71.$$

Observation III

M. D., service de M. le professeur Bouchard à la Charité.

55 ans. Profession : employé de commerce.

A H. Père, fut atteint à plusieurs reprises de rhumatisme articulaire aigu.

Mère : rhumatisante chronique.

Grand'mère : goutteuse.

Un frère et une sœur bien portants.

Ses propres enfants sont sains.

A P. Etant tout jeune, se plaignait déjà de douleurs dans les épaules ; à 16 ans, fluxion de poitrine.

En 1878 : quelques douleurs dans la cuisse.

Histoire de la maladie : il y a 4 ans, commence à ressentir des douleurs dans les poignets, ces douleurs vont en s'accentuant chaque jour et gagnent peu à peu les autres articulations, les jambes se prennent à leur tour et le malade est bientôt atteint d'impotence fonctionnelle absolue.

Etat actuel : depuis un an, les douleurs n'ont pas discontinué et sont allées en augmentant.

Membre inférieur droit :

Petites articulations des mains : les articulations métacarpophalangiennes sont légèrement renflées, cette déformation est surtout accentuée en ce qui concerne l'index.

L'articulation de la première phalange de ce dernier doigt avec la deuxième est très fortement renflée, légèrement ankylosée, à mouvements d'extension limités.

L'articulation de la 1re phalange du médius avec la seconde est très fortement tuméfiée, ankylosée en quart de flexion, l'extension complète est impossible.

Articulation du poignet : Douloureuse, pas d'ankylose.

Articulation du coude : Renflée, ankylose partielle, mouvements de flexion ne dépassant pas l'angle droit.

Articulation de l'épaule : Douloureuse, pas de déformation, mouvements d'abduction et d'élévation limités.

Membre supérieur gauche :

Petites articulations des mains : Les doigts sont libres, bien que les articles soient légèrement douloureux.

Articulation du poignet : Déformée, complètement ankylosée.

Articulation du coude : Fortement renflée, ankylosée partiellement, les mouvements de flexion sont limités, mais plus accentués qu'à droite.

L'avant-bras est en pronation constante mais incomplète sur le bas et l'accentuation de ce mouvement de même que la supination complète est impossible.

Articulation de l'épaule : Douloureuse, mais les mouvements sont plus faciles qu'à gauche.

Membre inférieur droit .

Petites articulations des pieds : Libres.

Articulation tibio-tarsienne : Renflée, douloureuse aux mouvements volontaires et provoqués.

Articulation du genou : Déformation très accentuée, le genou est globuleux, ankylosé partiellement, les mouvements d'extension sont conservés, mais les mouvements de flexion limités à angle droit.

Membre inférieur gauche :

Petites articulations des pieds : Libres.

Articulation tibio-tarsienne : Renflée, douloureuse, mais moins qu'à droite.

Articulation du genou : Très fortement globuleuse.

Appareil respiratoire : Poumons sains.

Appareil circulatoire : *Cœur sain.* Pas d'hypertrophie, pas de bruit de galop.

Etat du tube digestif : Haleine fétide, langue un peu blanche.

Système nerveux : Zone d'hyperesthésie au-dessus du genou gauche.

Traitement suivi par le malade : Le 5 novembre, injecction de sérum, pas d'amélioration. Dans le courant de novembre, injection d'huile iodée, on commence par 2 cc. en augmentant tous les 2 jours d'un centimètre cube, jusqu'à concurrence de 5.

Le 15 novembre, injection dans le genou gauche d'une solution iso-tonique de salicylate de soude, on commence par 1 cc.

Le 17 décembre, on injecte 3 cc. dans chaque genou, le 19, 6 cc.

Les douleurs sont moins fortes.

Du 19 décembre au 25 janvier, l'état reste stationnaire ; le 25 janvier, on recommence à faire des injections hypodermiques de salicylate de soude dans le genou gauche.

Etat général du malade au moment des analyses :

L'état général de ce malade contraste avec celui des deux malades précédents. Celui-ci est assez satisfaisant. Nous verrons plus loin que cette remarque a son importance, c'est, en effet, de tous nos malades, le seul qui présente une *molécule urinaire élaborée moyenne et un rapport azoturique normaux.* Atrophie musculaire généralement peu accentuée, excepté au niveau des mains. Pas de température, peu d'appétit, alimentation : celle du 4e degré des hôpitaux.

Poids du malade : 62 kilog. 400.

RÉSULTATS FOURNIS PAR L'ANALYSE DES URINES faite chaque jour depuis le 28 janvier au 1er février.

$$M = 62.4, \quad 74.3, \quad 78.7, \quad 67.8, \quad 68.3.$$

$$\frac{Azo}{Azt} = 0.83, \quad 0.81, \quad 0.80, \quad 0.87.$$

Oservation IV

Louise G.... 58 ans, marchande des quatre saisons.

A. H.: Père ásthmatique.

Mère : six enfants bien portants.

A. P.: Aucune maladie de l'enfance ; sujette à de fréquentes douleurs dans les articulations.

A eu trois enfants bien portants.

Histoire de la Maladie.: A 35 ans, commence à se plaindre de craquements douloureux dans l'articulation du genou droit, cependant peut continuer à pousser sa charrette ; par instants elle fait des poussées douloureuses, d'une durée de deux ou trois jours, qui l'empêchent de vaquer à ses occupations.

A 47 ans, elle commence à ressentir, une douleur assez intense dans l'articulation tibio-tarsienne et tibio-fémorale de la jambe gauche ; des poussées douloureuses surviennent dans le membre inférieur droit et un gonflement assez intense pour l'empêcher de continuer son travail.

A 48 ans, elle entre à l'hôpital Cochin pour douleurs dans les jambes et impotence fonctionnelle consécutive ; à cette époque, elle commence déjà à se plaindre de douleurs et de gêne dans les articulations du carpe et du coude gauches. le membre supérieur droit devient douloureux à son tour, cependant on ne constate encore aucune déformation des articles. ce n'est que pendant son séjour à l'hôpital que les mains vont commencer à se déformer.

Son séjour à Cochin est de six mois ; puis elle reprend son travail pendant un certain temps, mais les douleurs et les déformations articulaires allant en s'accentuant, elle est forcée de réintégrer l'hôpital ; elle se plaint également d'essoufflement et de palpitations occasionnées par le moindre effort.

Examen de la malade : Son aspect est caractéristique ; elle est alitée. se soulevant par instants péniblement sur sa couche

et saisissant les objets dont elle a besoin entre la face dorsale
de ses deux poignets rapprochés ; elle est fortement amaigrie et
extrêmement pâle.

Etat du membre supérieur droit.

Petites articulations des mains : Les doigts sont en demi-
flexion permanente sur leur métacarpien. L'articulation de la
phalangine avec la phalangette de l'index est renflée.

La phalangine est en extension permanente sur la 1re phalange, les mouvements de flexion de cette articulation sont
limités.

Les articulations métacarpo-phalangiennes sont très fortement renflées, surtout celle du deuxième métacarpien et
de l'index. Les doigts sont rapprochés et déjetés vers le bord
cubital.

Articulation du poignet : Elle est fortement renflée,
ankylosée dans l'extension ; tout mouvement de flexion est
aboli.

Articulation du coude : Cette articulation présente un renflement considérable siégeant surtout au dessus de l'interligne
articulaire, l'avant-bras est en demi-flexion permanente sur le
bras, l'ankylose est presque absolue, les mouvements d'extension sont complètement abolis, cependant le mouvement de
flexion peut être légèrement exagéré.

Articulation de l'épaule : Extrêmement douloureuse, partiellement ankylosée ; les mouvements d'extension, d'abduction et
d'élévation sont limités, l'attitude est caractéristique ; le bras
est accolé au tronc ; l'avant-bras en demi-flexion sur le bras.

Membre supérieur gauche. *Petites articulations des mains* :
présentent les mêmes déformations que du côté droit, mais
elles sont moins douloureuses et moins déformées.

Articulation du poignet : Douloureuse et ankylosée, mais
l'ankylose et la déformation sont moins accentuées qu'à droite.

Articulation du coude : Ankylose partielle, l'avant-bras est
en flexion permanente, mais moins accentuée qu'à droite ; les
mouvements d'extension ne sont pas complètement abolis ; les

mouvements de flexion sont presque intégralement conservés.

Membres inférieurs :

Leur déformation est considérable, la femme est constamment assise *en tailleur* dans son lit.

Petites articulations des pieds : Les articulations des phalanges entre elles sont ankylosées les unes sur les autres.

Les articulations métatarso-phalangiennes sont renflées et ankylosées.

Articulations tibio-tarsiennes : Des deux côtés elles sont très fortement déformées et ankylosées, le pied étant fixé à angle droit sur la jambe.

On remarque un léger œdème des jambes.

Articulation du genou : A droite ; La déformation est plus accentuée qu'à gauche, les genoux sont renflés ; la jambe est en flexion permanente sur la cuisse.

Articulation coxo-fémorale : Libre *à gauche.*

A droite, elle est douloureuse et partiellement ankylosée ; la cuisse est en flexion permanente sur l'abdomen et elle s'accole de plus en plus au tronc.

La colonne cervicale est libre.

Etat des poumons : Sain.

Etat du cœur : Sain, sans bruit de galop, sans hypertrophie.

Foie : Normal.

Etat général :

L'état général de cette malade est très défectueux.

Le 1er février la malade se sent pourtant assez bien ; les douleurs sont peu accentuées, l'appétit est assez bon.

Le 2 février, l'état général de la malade est encore assez satisfaisant.

Le 3 février les douleurs sont plus vives ; l'appétit est diminué, l'état général laisse fort à désirer, la malade ne peut se tenir assise dans son lit.

Le 4 février cet état va en s'accentuant, la malade touche à peine à ses aliments.

Le 5 février elle ne répond que par monosyllabes, se plaint d'insomnie occasionnée par les douleurs. l'appétit est nul.

Le 6 février la nuit a été mauvaise, cependant elle a déjeuné d'un peu de ragoût et de deux œufs ; l'état général est plus satisfaisant qu'hier, la malade présente un aspect plus réconforté.

C'est à dessein que nous avons cité les différentes phases de l'état général de notre malade pendant ces six journées. Nous avons eu l'occasion en effet de constater (faits sur lesquels nous insisterons au moment de nos conclusions) que les états de malaise plus accentué coïncidaient précisément avec une molécule élaborée moyenne plus élevée.

Alimentation: Quatrième degré des hôpitaux.

Pas de température, atrophie musculaire prononcée.

Poids : 50 kgr. 200.

RÉSULTATS DES ANALYSES FAITES CHAQUE JOUR. Du 1er février au 6 inclusivement.

$$M = 68.2, \quad 65.1, \quad 100.2, \quad 110.6, \quad 108. \quad 86.5.$$

$$\frac{Azu}{Azt} = 0.80, \quad 0.85, \quad 0.70, \quad 0.66, \quad 0.69, \quad 0.73.$$

Note : Ces résultats et les résultats cryoscopiques sont représentés graphiquement aux planches N° I et N° II.

OBSERVATION V

Madame B...., 40 ans, ménagère.

A. H. : Père mort de vieillesse à 80 ans.

Mère morte de tuberculose pulmonaire.

Quatre enfants bien portants.

A. P. : Rougeole à 10 ans.

Bronchite à 13 ans.

A eu deux enfants, dont une morte à 15 ans de méningite.

HISTOIRE DE LA MALADIE : Première attaque de rhumatisme à 36 ans.

Débute par les petites articulations du pied gauche ; celles-ci deviennent brusquement très douloureuses et sont le siège d'un fourmillement intolérable ; après quelques jours de repos, elle reprend ses occupations.

A 37 ans, les petites articulations du pied droit se prennent à leur tour, elles sont extrêmement douloureuses. Bientôt les articulations du genou sont atteintes et le siège de craquements douloureux ; ces douleurs sont augmentées par la marche et prennent un caractère d'acuité intense sous l'influence des variations atmosphériques. Elle est obligée de suspendre toute occupation et de garder la chambre. Cet état se prolonge pendant quelques semaines, puis les petites articulations des mains deviennent douloureuses, les poignets également.

A 39 ans, elle entre à la Pitié, les douleurs ayant été en augmentant, l'articulation du coude gauche, douloureuse, empêchant l'usage de ce bras ; elle reste trois mois à l'hôpital puis elle veut reprendre son travail, mais au bout d'un mois elle est forcée d'abandonner toute occupation et se représente à la consultation

Etat actuel.

Membre supérieur gauche :

Les petites articulations métacarpo phalangiennes sont légèrement renflées, surtout en ce qui concerne les quatre derniers doigts ; les mouvements d'extension et de flexion sont limités ; les doigts sont rapprochés les uns des autres et légèrement déviés vers le bord cubital.

Articulation du poignet : Douloureuse, peu renflée mais complètement ankylosée.

Articulation du coude : Libre.

Articulation de l'épaule : Légèrement douloureuse.

Membre supérieur droit :

Petites articulations des mains : Les articulations métacarpophalangiennes sont très douloureuses, renflées, mais la déformation est légère ; partiellement ankylosées, les mouvements d'extension et de flexion sont limités.

Articulation du poignet : Renflement léger, ankylose absolue.

Articulation du coude : Très douloureuse, renflement accentué, ankylose à angle droit de l'avant-bras sur le bras.

Articulation de l'épaule : Pas de gonflement, mouvements complètement conservés mais légèrement douloureux.

Membre inférieur gauche :

Petites articulations du pied : Les articulations métatarsophalangiennes sont très douloureuses et présentent un renflement des plus nets ; les orteils accolés les uns aux autres sont fortement déviés vers le bord externe du pied ; il existe une ankylose partielle des articulations du métatarse avec les phalanges limitant les mouvements d'extension et de flexion.

Articulation tibio-tarsienne : Renflée, douloureuse, mais non ankylosée.

Articulation coxo-fémorale : Libre.

Membre inférieur droit.

Petites articulations du pied : Les articulations métatarsophalangiennes sont renflées et douloureuses, il existe une ankylose limitant surtout les mouvements de flexion.

Les orteils sont rapprochés vers le bord externe du pied.

Articulation tibio-tarsienne : Est renflée, légèrement douloureuse mais les mouvements sont complètement conservés.

Articulation coxo-fémorale : Libre.

Colonne cervicale : Libre.

État des poumons : sains.

État du cœur : Normal.

Foie : Normal.

État général : L'état général de cette malade est assez satisfaisant, elle subit de fréquentes poussées douloureuses, mais l'appétit est assez bon ; le faciès est coloré, on constate une grande impressionnabilité nerveuse.

1ᵉʳ Février : Etat général, bon.

2 Février : Rien à signaler.

3 Février : Id.

4 Février : A beaucoup souffert la nuit dernière, les articulations de la cheville et du genou sont très douloureuses, peu d'appétit, insomnie causée par la douleur ; température 37°6.

5 février : A mieux dormi, les douleurs sont moins fortes, la température est à 37°8, a mangé d'assez bon appétit.

Nous ferons remarquer pour cette malade, comme pour la malade précédente, qu'un mauvais état général a coïncidé avec une molécule élevée.

Alimentation 2ᵉ degré des hôpitaux, le vin est remplacé par du lait.

Poids : 52 kilogr. 100.

RÉSULTATS DES ANALYSES FAITES CHAQUE JOUR DU 1ᵉʳ AU 6 FÉVRIER 1902.

$$M = 77.1, \qquad 88. \qquad 75.4, \; 99. \quad 75.1, \; 111.$$

$$\frac{Azu}{Azt} = 0.99 \, (1), \; 0.91 \, (1), \; 0.85, \; 0.69, \; 0.80, \; 0.61.$$

OBSERVATION VI

Cette observation est extraite du *Journal de Médecine et de Chirurgie pratiques,* publié sous la direction de Lucas-Championnière et transcrite telle que M. le docteur Variot l'a présentée lors de sa clinique du mardi à l'hôpital-des Enfants-Malades. Elle offre en effet un intérêt tout exceptionnel.

Voici maintenant un garçon de 8 ans 1/2 qui est malade depuis huit mois environ. Les parents nous l'ont amené de province sur le conseil des médecins qui l'ont vu et ont déclaré rester en suspens pour le diagnostic ; l'examen du malade va

(1) Ces rapports élevés coïncident avec une erreur opératoire dont la cause est indiquée page 13.

vous faire comprendre combien se justifie l'embarras de nos confrères.

Voyez d'abord le visage œdématié, les paupières boursou-flées et rougeâtres, masquant presque les globes oculaires, au point qu'en le voyant entrer l'autre jour à la consultation externe, nous avions considéré cet œdème palpébral comme l'indice d'une néphrite. Si vous touchez la peau du visage, vous constaterez qu'elle est rude et sèche ; vous la plisserez difficilement. Cet état de la peau, qui se retrouve d'ailleurs au tronc et sur les membres, rappelle un peu celui qu'on observe chez les myxœdémateux. Mais ce n'est pas pour cela que cet enfant est venu nous consulter : toutes ses articulations sont dans un état d'ankylose plus ou moins prononcée. Les pieds sont en équinisme presque irréductible, à peine peut-on provoquer un très léger mouvement de flexion, de 20° à 30° d'amplitude, au maximum. Cette attitude du pied entraîne une notable exagération de la voûte plantaire et fait que l'enfant ne peut marcher que sur la tête de ses métatarsiens.

Aux genoux, la flexion de la jambe sur la cuisse ne peut guère dépasser 60° à 70° ; si on insiste pour augmenter le degré de cette flexion, on est arrêté et on éveille de la douleur. Il y a un peu de liquide dans la synoviale articulaire et cette hydarthose permet de provoquer le choc rotulien, surtout du côté gauche. D'autre part, en fléchissant la jambe, la main perçoit du côté interne du genou, au niveau de l'insertion inférieure des muscles de la patte d'oie, une sorte de froissement râpeux, un peu analogue au frémissement de certaines synovites.

Aux hanches, la flexion de la cuisse sur le bassin est loin d'atteindre à peine l'angle droit, les mouvements d'abduction des cuisses sont encore plus limités.

Aux membres supérieurs, les poignets et les épaules restent relativement assez libres, bien que leurs mouvements soient peu étendus. En revanche, les coudes sont plus touchés ; la flexion de l'avant-bras ne peut guère dépasser l'angle droit et il s'en faut d'au moins 40° que l'extension complète puisse être obtenue.

L'articulation temporo-maxillaire semble intacte ; les mouvements de flexion et de rotation de la tête sont réduits, mais s'exécutent encore assez aisément. En revanche, l'ankylose vertébrale est très marquée, surtout à la région dorsale, au point d'empêcher presque toute flexion du tronc.

Toute la peau du corps est sèche, se laisse plisser difficilement ainsi que je l'ai dit. Quelques plaques purpuriques au niveau des malléoles internes et externes, une sorte de desquamation furfuracée sur le visage, un furoncle entouré de pustules d'inoculation secondaire sur la région latérale du cou, témoignent encore de la mauvaise nutrition des téguments. Néanmoins, malgré l'immobilisation forcée, on ne trouve pas d'amyotrophie notable.

Les réflexes tendineux (patellaire, achilléen) sont intacts. Les réflexes cutanés sont conservés.

La sensibilité à la douleur et à la chaleur est conservée ; la sensibilité au tact est très émoussée, sinon abolie, ce qui tient sans doute à cet état très particulier de la peau : rude, sèche et impossible à plisser.

Pas de troubles sensoriels, ni des sphincters. L'intelligence, malgré l'aspect un peu figé et immobile du visage, est conservée et parait égale à celle d'un enfant normal de 8 ans. Autant qu'on peut en juger à cet âge, il ne parait pas y avoir de signes d'infantilisme : la taille et le développement de cet enfant sont normaux ; les deux testicules sont dans les bourses, le corps thyroïde est difficilement perceptible.

L'examen des poumons ne révèle aucun signe pathologique.

Le cœur n'est pas augmenté très notablement de volume ; cependant dans toute la région précordiale on entend un souffle systolique, intense, à timbre légèrement musical, dont le maximum est à la pointe ; il se propage dans l'aisselle et n'est pas modifié par les mouvements respiratoires, ni la station debout.

Les fonctions digestives s'accomplissent assez régulièrement; un léger météorisme traduit la constipation habituelle qui nécessite un lavement quotidien.

Les urines sont rougeâtres, en quantité à peu près normale (800 grammes à 1 litre par 24 heures), de réaction acide et d'une densité assez élevée (1031) ; au fond du bocal un dépôt brun rouge assez abondant est formé d'acide urique. L'urée (18 gr. 44), les chlorures (6 gr.), les phosphates (2 gr. 319) sont en proportions voisines de la normale. Ni sucre, ni albumine.

La température oscillant entre 38°5 et 38° accuse un léger mouvement fébrile.

En résumé, nous sommes en présence d'un enfant qui présente des manifestations articulaires généralisées à tendance ankylosante, avec un souffle d'insuffisance mitrale et un aspect spécial du visage et de la peau de tout le corps.

Voyons si les antécédents héréditaires ou personnels que nous avons pu recueillir vont nous aider à interpréter ces différents symptômes.

Les parents sont bien portants ; trois autres enfants sont en bonne santé ; un est mort de broncho-pneumonie compliquant la coqueluche.

Notre petit malade est né à terme ; il était délicat et pesait moins que ses frères. Elevé au biberon, il eut une enfance assez chétive (diarrhée, furoncles à la paupière, eczéma impétigineux rétro-auriculaire : de plus une diphtérie à 3 ans 1/2 et une coqueluche à 4 ans).

Les troubles actuels remontent au mois de février dernier, c'est-à-dire à près de dix mois. A cette époque, dans la campagne où il habitait, il aurait eu de la fièvre avec mal de gorge ; deux jours après, il aurait éprouvé une perte de connaissance qui, d'après la mère, aurait duré deux jours ; on craignit une méningite. C'est un mois environ après ces accidents assez étranges qu'apparurent les raideurs articulaires et la bouffissure de la face, lesquels par la suite ne firent que s'accentuer. Un médecin, appelé à ce moment, pensa qu'il s'agissait d'une suite de scarlatine, d'une anasarque d'origine rénale et d'un rhumatisme scarlatin ; mais le médecin déclare lui-même n'avoir jamais constaté la présence d'albumine dans les urines ; et comme, d'autre part, l'analyse très complète de notre interne en pharmacie M. Descouture nous en a confirmé l'absence, nous ne pouvons admettre que l'état œdémateux de la peau du visage et du corps soit dû à une néphrite sans albuminurie.

Vous voyez qu'en somme les antécédents assez obscurs nous éclairent peu sur le diagnostic et que nous sommes réduits aux seules ressources cliniques et à nos souvenirs antérieurs pour interpréter ce cas difficile.

Personnellement, j'ai vu un malade assez semblable à celui-ci, dont j'ai rapporté l'observation détaillée à la Société médicale des hôpitaux le 8 juillet 1892. Je vous la résume en quelques mots : C'était un homme de 20 ans que j'observai dans le service des baraques à l'hôpital St-Louis et qui, à la suite de deux attaques franches de rhumatisme articulaire aigu généralisé à 10 ans et à 14 ans, avait conservé une ankylose presque complète de la plupart des articulations des membres, de l'articulation temporo-maxillaire et de la colonne vertébrale, le rendant absolument impotent. Chez ce malade, les petites articulations avaient été atteintes secondairement, et les phalanges des doigts et des orteils présentaient quelques déformations assez irrégulières. Chez l'enfant que je vous présente les petites articulations des mains et des jambes sont intactes.

Mais chez mon malade de 1892 j'avais noté avec précision que ce processus ankylosant, atteignant la plupart des grandes et des petites articulations, ne s'accompagnait que d'une tuméfaction modérée des extrémités osseuses, sans les ostéophytes volumineux habituellement notés dans le rhumatisme chronique déformant de l'adulte et du vieillard. Et vous retrouvez cette particularité encore plus nette chez ce jeune garçon. Manifestement il s'agit là d'un rhumatisme bien plus ankylosant que déformant. — Nous connaissons bien la polyarthrite déformante, qu'on observe de temps à autre chez l'enfant, et sans doute quelques-uns d'entre vous se souviennent d'une fillette qui était couchée il y a un mois dans notre salle Gillette et qui, à 12 ans, présentait toutes les infirmités (déviations, nodosités, rétractions fibreuses, etc.), des vieilles rhumatisantes chroniques de la Salpêtrière.

Ici rien de pareil, aucune déformation ne vient donner à ces ankyloses la signature du rhumatisme noueux. Il s'agit d'un rhumatisme chronique d'emblée, ou plutôt subaigu (voyez la feuille de température qui se maintient élevée). A ce diagnostic nous sommes encore conduits par la constatation d'une insuffisance mitrale et aussi parce que l'enfant, nous dit-on, habite un rez-de-chaussée humide ; vous savez en effet l'influence incontestable du froid humide dans l'étiologie des manifestations rhumatismales. Restent à expliquer, et l'œdème du visage, et l'épaississement sous-cutané que je vous ai fait remarquer. Nous pensons, avec toutes les réserves qu'on doit apporter dans des cas aussi exceptionnels, que nous pourrions peut-être nous trouver en présence d'un de ces œdèmes rhumatismaux, si bien étudiés par Potain, et que l'état de la peau, pourrait peut-être tenir à quelque trouble vaso-moteur également d'origine rhumatismale.

Mais, encore une fois, nous ne vous donnons ce diagnostic qu'avec réserve, et nullement comme définitif et invariable. C'est ainsi, qu'au début, nous avions pensé qu'une altération de la glande thyroïde pourrait être la cause de l'état si particulier de la peau ; mais comment alors expliquer les manifestations articulaires ankylosantes généralisées, qui ne sauraient être imputées au myxœdème ? — Quand on se trouve en présence d'un cas très rare, on a toujours la ressource de créer un type clinique et surtout un mot nouveau ; mais je crois qu'avant d'encombrer le vocabulaire médical, il est bon d'y regarder à deux fois : et c'est pourquoi je préfère rapprocher ce cas très exceptionnel de celui que j'observais à Saint-Louis en 1892 et peut-être aussi de celui que rapporte Hénoch d'une petite fille de 12 ans qui présentait des manifestations articulaires chroniques assez analogues et qui, guérit par des soins bien appliqués.

C'est précisément le traitement qu'appliqua Hénoch à sa petite malade que je me propose de mettre en œuvre chez notre garçon : deux bains chauds à 37° ou 38° par jour ; du massage quotidien des articulations atteintes ; 1 ou 2 grammes d'iodure de potassium. telle est la médication par laquelle nous espérons obtenir l'amélioration et peut-être la guérison de cette forme très insolite de rhumatisme.

Poids : 30 kilogr. 110.

RÉSULTATS FOURNIS PAR L'ANALYSE DES URINES faite chaque jour depuis le 8 jusqu'au 13 février inclusivement :

$$M = 77.1, \quad 88. \quad 75.4, \quad 99. \quad 75.1, \quad 111.$$

$$\frac{Azu}{Azt} = 0.99, \quad 0.91, \quad 0.85, \quad 0.69, \quad 0.80, \quad 0.61.$$

BORST
4

Planche n° I — Obs: N° I — Obs: N° II — Obs: N° III

Dates.		10 Jan	11	12	13	14	15	21 Jan	22	23	24	25	26	27 Jan	29	30	31	1 Fev	2 Fev
M 132																			
128																			
122																			
116																			
112																			
108																			
104	1,00																		
100	0,98																		
96	0,96																		
92	0,94																		
88	0,92																		
84	0,90																		
80																			
76	0,55																		
72	0,54																		
68	0,52																		
64	0,80																		
60	0,78																		
	0,76																		
	0,74																		
	0,72																		
	0,70																		
	0,68																		
	0,66																		
	0,64																		
	0,62																		
	0,58																		
	0,54																		
M		96,8	94,9	112,3	93,4	92,0	83,3	70,1	82,6	73,6	17,4	85,7	87,3	62,4	74,3	72,7	67,0	68,1	
A		0,81	0,71	0,71	0,61	0,76	0,77	0,83	0,72	0,76	0,70	0,72	0,71	0,83	0,61		0,80	0,87	

Tension normale de la Magnésie — Acidité normale du sang

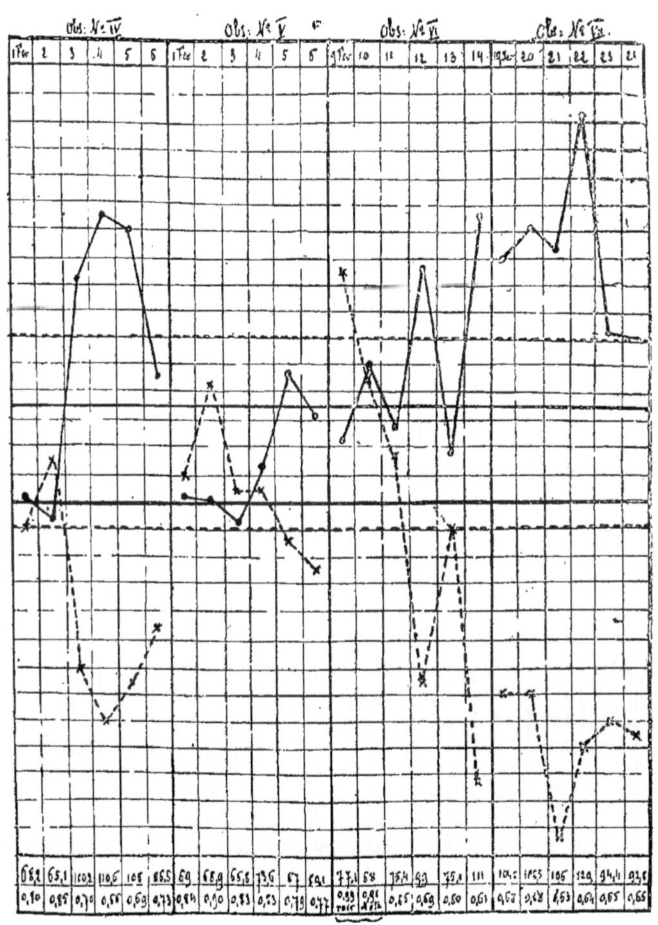

Obs: № IV
Obs: № V
Obs: № VI
Obs: № VII
1 Tw 2 3 4 5 6
1 Tw 2 3 4 5 6
9 Tw 10 11 12 13 14
19 Tw 20 21 22 23 24
68.2 65.1 102 110.6 105 86.5 69 68.9 65.6 73.6 67 89 77.1 58 75.4 93 75.1 111 104 103.5 105 129 94.4 93.5
0,90 0,85 0,70 0,66 0,69 0,73 0,84 0,90 0,83 0,53 0,79 0,77 0,99 0,81 0,65 0,69 0,80 0,61 0,67 0,68 1,53 0,64 0,65 0,65

Planche N° I Cryoscopie   Obs: N° I   Obs: N° II   Obs: N° III

Dates			18X	11 Jan	12	13	14	15	21	22	23	24	25	26	28	29	30	31	1 Fév	2 Fév
$\frac{\Delta V}{P}$	$\frac{\delta V}{P}$	$\frac{A}{\delta}$																		
		3,30																		
		3,20																		
		3,10																		
		3,																		
		2,90																		
		2,80																		
		2,70																		
		2,60																		
		2,50																		
		2,40																		
		2,30																		
6000	3600	2,20																		
5500	3300	2,10																		
5000	3000	2,																		
4500	2700	1,90																		
4000	2400	1,80																		
3500	2100	1,70																		
3000	1800	1,60																		
2500	1500	1,50																		
2000	1200	1,40																		
1500	900	1,30																		
1000	600	1,20																		
500	300	1,10																		
0	0	1																		
●——●		$\frac{\Delta V}{P}$	2265	1975	2058	2064	1350	725	2528	3588	2165	2565	1668	1977	2218	2017	2247	2408	2393	2600
×----×		$\frac{\delta V}{P}$	1855	910	882	1160	673	530	1451	1611	1259	1328	913	900	1470	1231	1262	1671	1741	1740
○——○		$\frac{A}{\delta}$	1,96	1,94	2,36	2,06	1,54	1,54	1,31	2,22	1,68	1,95	1,85	2,11	1,51	1,64	1,78	1,75	1,28	1,47

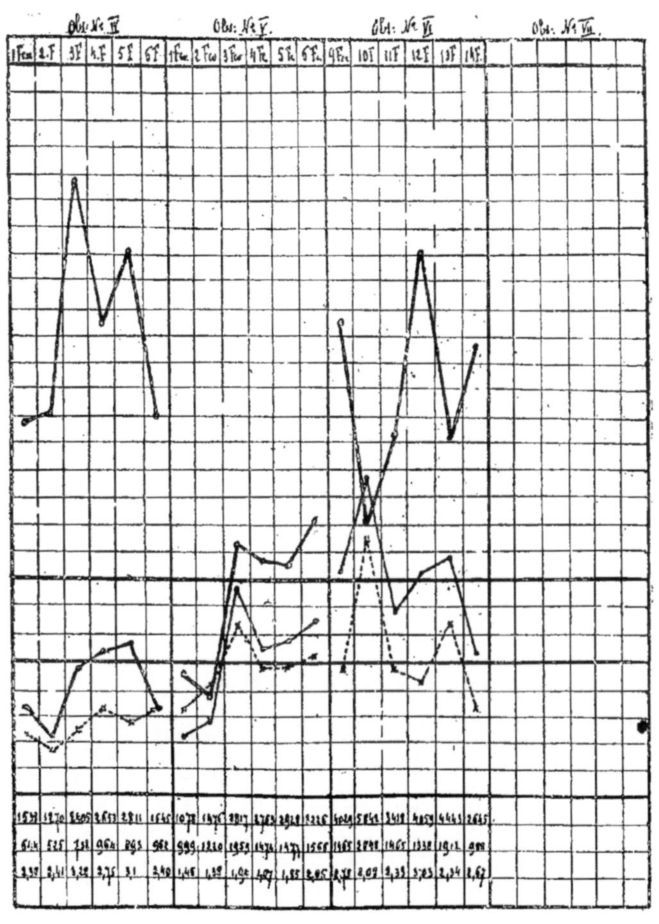

Обс: № IV
Обс: № V.
Обс: № VI
Обс: № VII

DISCUSSION DES RÉSULTATS DE L'ANALYSE
ET DE LA CRYOSCOPIE DES URINES

Si maintenant nous considérons les résultats obtenus
par les diverses analyses et recherches sur la molécule
urinaire élaborée moyenne et le rapport azoturique, tels
qu'ils se trouvent représentés dans la *planche n° 1*, nous
voyons que ce que la théorie permettait de prévoir se
trouve réalisé.

M. Bouchard en effet a fixé les limites normales de la
molécule urinaire élaborée moyenne entre 68 et 82 : ce
qui fait une moyenne de 76 : d'autre part, nous savons que
le rapport azoturique oscille normalement chez l'individu
sain et bien constitué de 0,80 à 0,95 %, ce qui donne une
moyenne variant normalement entre 0,86 et 0,90 %.

L'étude de la planche n° 1 nous apprend que seul le
malade dont l'observation répond au numéro III a présenté une molécule urinaire élaborée moyenne normale de
même qu'un rapport azoturique normal : ce qui fournit
cette première indication qu'à une molécule normale correspond également un rapport azoturique normal. L'exa-

men des tableaux n°s II, IV, V et VI, confirme cette façon
de voir.

Mais l'étude de ces mêmes tableaux nous apprend aussi
que la loi générale, entrevue par l'esprit, est-elle également observée ; *à une molécule élevée répond un rapport abaissé et inversement à un rapport azoturique
élevé répond une molécule abaissée.*

Cependant existe-t-il un parallélisme absolu entre les
variations de ces deux valeurs ? Le rapport azoturique
suit-il strictement les oscillations de la molécule ? S'abais-
sera-t-il toujours lorsque celle-ci augmentera, s'élèvera-t-il
toujours lorsque cette dernière diminuera ? et lorsqu'il
s'abaissera ou s'élèvera, le fera-t-il d'une quantité propor-
tionnelle à celle dont la molécule aura augmenté ou diminué ? Ce parallélisme rigoureux n'existe pas. Si nous
examinons en effet le tableau n° II de notre planche de
comparaison, nous voyons que le 24 janvier la molécule
était de 84,4, le rapport de 0,70 ; le lendemain la molécule
s'élève à 85,7 et le rapport azoturique, qui normalement
aurait dû baisser de quelques unités, s'élève au contraire
légèrement et monte à 0,72.

L'étude du tableau n° 1 nous fournit une indication
analogue : le 10 janvier la molécule est de 96,8, le rapport
de 0,81, le lendemain la molécule tombe à 91,9 et le rapport au lieu de s'élever tombe au contraire à 0,71, le sur-
lendemain la molécule s'élève à 112,3 et le rapport azoturique remonte au contraire à 0,78.

Nous voyons, par ces quelques exemples que le parallélisme absolu n'est donc pas observé, et cela était d'ailleurs à prévoir. Si l'on était autorisé à penser, grâce à la

prédominance des composés azotés, qu'un certain rapport existerait entre les variations des deux valeurs comparativement étudiées, il n'en est pas moins vrai que dans l'appréciation de l'une d'entre elle entre des facteurs qui n'entrent pas dans l'appréciation de l'autre. En effet le poids de la molécule urinaire élaborée moyenne ne comprend pas seulement le poids des substances élaborées *azotées*, mais le poids de toutes les substances qui ont subi dans l'organisme leur désintégration et leur transformation normale. Il en résulte que les autres substances telles que des matières minérales : *phosphates*, *sulfates*... des substances ternaires non azotées : *acide oxalique, lactique, butyrique*, etc..., etc..., des substances hydrocarbonées, en petite quantité il est vrai, viendront ajouter le poids de leurs molécules au poids des molécules élaborées azotées et feront, suivant leur taux, baisser ou monter la molécule élaborée moyenne, alors qu'elles n'exerceront sur le rapport azoturique aucune sorte d'influence.

Et ceci nous permet de dire que la molécule élaborée moyenne vient ajouter à l'investigation clinique une donnée de plus : celle des substances autres que les substances azotées et embrassant un plus grand nombre de principes, elle est aussi appelée à donner des indications plus générales.

Et puis il existe encore une autre raison ; c'est que la même quantité d'azote peut se trouver dans les urines avec un nombre différent de molécules. Prenons l'acide hippurique qui existe normalement dans l'urine : il pourra se dédoubler en ses deux molécules, acide benzoïque et glycocolle, ce qui augmentera le nombre des molécules élaborées d'une unité, et diminuera par le fait la valeur de la molécule élaborée moyenne, alors que le rapport azoturique restera absolument le même.

Nous voyons donc pour ces différentes raisons, que tout en offrant dans leurs variations un rapport très nettement établi, les deux méthodes ne peuvent donner des indications rigoureusement parallèles.

Les malades que nous avons observés étaient tous au 4e degré des hôpitaux :

Pain blanc.....	24 déca.
Vin	48 cent.
Soupe maigre ..	30 cent.
Viande	21-24 déca.
Légumes.......	30 déca.
Soupe grasse...	30 cent.

Sauf pourtant le nº V qui avait l'alimentation du 2e degré.

Tous sont restés alités pendant toute la durée de nos expériences.

Leur état général est resté stationnaire : je note pourtant que les 3 et 4 février le nº 4 a particulièrement souffert : douleurs plus vives, insomnie causée par ces douleurs, état général peu satisfaisant, manque d'appétit absolu et que ces deux jours la molécule élaborée moyenne a présenté une valeur très élevée : 102 et 110 ; que le 5 février la malade nº 5 a également souffert plus que d'habitude et que ce jour la molécule est montée à 87. Il ne m'a pas été donné d'observer d'une façon certaine des faits analogues chez mes autres malades.

Ici se place une autre remarque intéressante : De tous nos malades c'est celui dont l'observation correspond au n° 3 qui a présenté le meilleur état général, c'est également *le seul* dont la molécule élaborée moyenne et le coefficient azoturique soient restés normaux. Le numéro 5 était comparativement aux autres malades moins profondément atteint : de ses 6 molécules 4 sont normales, les 2 autres peu éloignées de la normale. Il en est de même du rapport azoturique. L'ensemble des molécules élaborées moyennes et celui des rapports azoturiques du n° 3 indique également un état général plus satisfaisant que celui des malades restants, les n° 1, 4 et 6, ces derniers étaient aussi les plus gravement et les plus profondément atteints.

Enfin que convient-il de conclure en *ce qui touche plus particulièrement le rhumatisme chronique déformant ?* Nous voyons, en effet, que les molécules systématiquement prises chaque jour pendant un certain temps, ne se ressemblent pas : un malade pourra présenter un jour une molécule et un rapport azoturique normaux, et le lendemain, et cela sans cause apparente, cette même molécule s'élèvera d'une façon prodigieuse de même que le rapport azoturique s'abaissera (Comparaison des différents tableaux de la planche n° 1).

Ceci nous montre, ce que nous savions d'ailleurs déjà, que l'état de la nutrition n'est pas le même chaque jour, toutes choses égales d'ailleurs ; que chez ces malades la maladie procède pour ainsi dire par à-coups et qu'une nutrition absolument normale pendant quelques jours pourra brusquement devenir des plus défectueuses, les jours sui-

— 60 —

vants sans qu'il soit possible d'en démêler les causes. Il
faut d'ailleurs que les choses en soient ainsi. Car si le taux
des échanges nutritifs restait pendant un laps de temps
prolongé aussi défectueux que nous l'indique l'élévation
de certaines de nos molécules et l'abaissement de certains
de nos rapports, l'état de cachexie surviendrait infiniment
plus vite et la maladie ne suivrait pas cette marche pro-
gressive mais lente que nous lui connaissons (1).

D'autre part, et si nous considérons la molécule élaborée
moyenne en elle-même, nous voyons qu'elle se trouve
sous la dépendance de з, c'est-à-dire du taux des molécules élaborées. Or, ce taux sera d'autant plus élevé que la
nutrition aura été plus parfaite, c'est-à-dire que la molécule albumine aura subi un plus grand nombre de dédou-
blements ; et il en résultera tout naturellement une molécule
élaborée moyenne d'autant plus petite. Que les échanges
viennent au contraire à être ralentis, que les dédouble-
ments se fassent d'une façon peu parfaite, nous n'aurons
naturellement qu'un taux très peu élevé de molécules élaborées et la valeur de M en sera plus élevée.

La molécule élaborée moyenne élevée est donc le signe
d'un ralentissement de la nutrition et c'est à ce titre que
l'on est autorisé à considérer le *rhumatisme chronique
déformant* comme une maladie entrant dans le cadre des
maladies *dites par ralentissement de la nutrition.*

(1) Ceci prouve le peu de crédit que l'on doit accorder aux recherches sur la nutrition, portant sur un jour seulement d'expériences ;
cette remarque s'applique d'ailleurs également à la recherche cryoscopique des urines relatives à la perméabilité rénale, laquelle se
montre variable d'un jour à l'autre.

Cependant il importe de faire ici une réserve. L'étude cryoscopique des urines menée parallèlement à nos recherches sur la molécule élaborée moyenne et le coefficient d'utilisation azotée nous indique en effet (étude des tableaux cryoscopiques, planche II) que tous les malades observés par nous présentent *une insuffisance rénale relative*. Celle-ci est très marquée chez les n°s 1, 4, 6, moins marquée chez les n°s 2, 5 et surtout 3, ce qui est bien en rapport avec l'état général différent de nos malades : Une insuffisance rénale *prononcée* répondant à un *mauvais* état général, une insuffisance rénale *peu accentuée* répondant à un état général *plus satisfaisant*. Ceci nous porte naturellement à penser qu'il faut tenir compte dans l'appréciation des auto-intoxications résultant d'un ralentissement des actes de la nutrition, d'un autre facteur à savoir : *la valeur fonctionnelle du rein.*

On conçoit en effet que, si les troubles de la nutrition engendrent un certain degré d'auto-intoxication, celle-ci sera d'autant plus prononcée que l'élimination des déchets toxiques par l'épithélium rénal sera plus défectueuse. Il appartenait aux progrès de la cryoscopie de mettre en lumière ce point particulier du mécanisme des auto-intoxications.

CONCLUSIONS

1° Il existe un rapport bien établi entre les variations de
la molécule urinaire élaborée moyenne et du rapport
azoturique. Ces deux valeurs sont fonctions inverses l'une
de l'autre. La recherche de la molécule urinaire élaborée
moyenne est donc justifiée.

2° La constatation d'une molécule élevée et d'un coefficient bas montre qu'il y a bien ralentissement de la nutrition dans *le rhumatisme chronique déformant*.

3° L'étude journalière de ces malades nous montre que
si la nutrition est défectueuse d'une façon générale, il y a
des degrés dans l'imperfection de celle-ci. La nutrition se
montre variable d'un jour à l'autre.

4° L'appréciation de l'état de la nutrition basée sur l'analyse des urines est subordonnée à la connaissance de la
valeur fonctionnelle du rein : celui-ci présentant en général dans la maladie qui nous occupe une insuffisance
relative, il y a lieu de penser que les phénomènes d'auto-
intoxication relevant du ralentissement de la nutrition
seront d'autant plus accentués que l'élimination des déchets
sera plus défectueuse.

5° Cependant on peut se demander, à la période où nous
observons ces malades, si l'insuffisance rénale est primi-
tive ou secondaire à l'élimination par le rein des produits toxiques, résultats d'une nutrition imparfaite.

UN CAS DE RHUMATISME CHRONIQUE DÉFORMANT

COMPLIQUÉ DE MORPHINOMANIE

Observation VII

Mme A. B..., 35 ans, modiste.

A.H. : Père mort tuberculeux.

Mère goutteuse, morte d'un cancer à l'estomac.

4 frères et sœurs.

Une jeune sœur morte des suites d'un mal de Pott ; les autres en bas âge ; cause inconnue.

A.P. ; Rougeole à 2 ans, bronchite à 7 ou 8 ans.

Se plaint d'avoir souffert surtout de fréquentes angines revenant tous les ans à la même époque.

Réglée à 16 ans ; à 17 ans chloro-anémie à la suite d'une forte perte.

Histoire de la maladie : Celle-ci débute à 23 ans, par des douleurs localisées d'abord aux petites articulations des mains et qui rapidement gagnent les épaules et le genou droit. A cette époque ces articulations sont également le siège d'une tuméfaction intense ; depuis elle n'a cessé de souffrir. Tous les ans elle était sujette à de fréquentes crises aiguës au cours desquelles elle était forcée de s'aliter pendant 5 à 6 semaines.

La déformation des articulations des mains date de la première attaque. Dans la suite les membres inférieurs devinrent également le siège permanent de renflements localisés surtout au niveau du genou, déterminant le matin au lever une claudication disparaissant au bout de quelques instants d'exercice mais qui finit par devenir permanente. A 33 ans elle est obligée de prendre le lit qu'elle n'a plus quitté depuis.

Examen de la malade : L'aspect général est caractéristique : la malade est très pâle, fortement amaigrie, à conjonctives et lèvres décolorées. Elle est assise dans son lit, les bras accolés au tronc, se plaignant de douleurs constantes et extrêmement intenses qui la portèrent petit à petit *à faire un usage continuel de morphine.* De tous nos malades c'est la plus gravement atteinte. — *La colonne cervicale* est libre, mais parfois le siège de douleurs qui empêchent tout mouvement de la tête. — *L'articulation temporo-maxillaire* est douloureuse par instant. — La déformation de *la main droite* est très accentuée. Les articulations métacarpo-phalangiennes sont fortement renflées surtout celles du 2º métacarpien et de l'index.

Les doigts sont fortement déviés vers le bord cubital, le petit doigt est fixé à angle droit sur le bord interne de la main.

Les articulations des phalanges entre elles sont déformées, il en résulte une conformation des plus caractéristiques des doigts. Ceux-ci sont ankylosés sur leurs métacarpiens, les uns en demi-flexion, les autres en extension.

Poignet droit est libre, le gauche est ankylosé, la main étant en demi-flexion permanente sur le bras.

Le coude renflé, présente une ankylose partielle, rendant impossible le mouvement d'extension complète.

L'épaule droite est déformée et ankylosée, les mouvements d'élévation, et d'abduction sont limités.

Les petites articulations du pied présentent une déformation accentuée, de même *l'articulation tibio-tarsienne*, dont l'ankylose est presque absolue.

Le genou droit est ankylosé dans l'extension, le gauche dans le quart de flexion.

Les deux hanches sont libres.

Etat des autres organes :

Les poumons sont sains; *le cœur* bat régulièrement et ne présente aucun souffle ni hypertrophie, *le foie* est normal. *L'état des réflexes* est impossible à vérifier, étant donné les souffrances très vives supportées par la malade.

L'ETAT GÉNÉRAL est des moins satisfaisants : de toutes nos malades, c'est celle qui présente les troubles les plus graves.

L'alimentation est celle du 4ᵉ degré des hôpitaux, la malade a d'ailleurs fort peu d'appétit.

Résultat fourni par l'analyse faite chaque jour du 18 janvier au 23 :

$$M = 104.8. \quad 108.5, \quad 105. \quad 109. \quad 94.4, \quad 92.8.$$
$$\frac{Azu}{Azt} = 0.68, \quad 0.68, \quad 0.53, \quad 0.64, \quad 0.66, \quad 0.65,$$

Discussion des résultats obtenus par l'analyse

des urines.

C'est avec intention que nous avons fait de cette observation un chapitre spécial dans notre thèse. Et pourtant considérée en elle-même et en dehors de toute autre appréciation, elle paraîtrait extrêmement typique. La molécule élaborée moyenne est très élevée, le coefficient azoturique très abaissé, si abaissé même que c'est lui qui mit notre attention en éveil et nous permit d'apprendre ce que nous ignorions, que la malade était morphinomane. Il s'agit en effet ici d'un cas de rhumatisme chronique déformant, extrèmement douloureux, *compliqué de morphinomanie.*

Et nous désirons attirer l'attention du lecteur tout particulièrement sur l'abaissement considérable du coefficient azoturique qui descend à 0,53. La recherche de ce rapport ayant été faite deux fois, il nous semble douteux de pouvoir le mettre sur le compte d'une faute opératoire, et nous nous sommes demandé si cet arrêt considérable des échanges, indiqué d'ailleurs également par l'élévation de la molécule urinaire élaborée moyenne, ne devait pas être attribué en partie à l'action particulière de la morphine, qui est un médicament ralentissant les échanges nutritifs.

Cependant il ne nous a pas été donné de vérifier cette assertion expérimentalement. En effet, nous n'avons pu obtenir de notre malade qu'elle changeât son régime pendant plus de 24 heures, — durant cette unique journée la molécule s'est pourtant abaissée jusqu'à 94,4 — sans que cette constatation, qui n'est sans doute que le résultat d'une simple coïncidence, puisse être concluante. Peu de temps après, au laboratoire de M. Bouchard, nous avons eu l'occasion d'établir le rapport azoturique d'un chien dont on connaissait la moyenne normale, et qui la veille avait été injecté de 0,03 centigrammes de morphine.

Les résultats furent négatifs, le rapport fut trouvé normal : il est pourtant évident que cette expérience ne peut être considérée comme suffisante, étant donné que l'on ne peut conclure d'un organisme qui la veille était sain et qui pendant quelques heures s'est trouvé soumis à l'influence de la morphine, à un autre organisme, qui se

trouve sous cette influence depuis plusieurs mois. Il y a
en effet plus d'une année que notre malade pratique sur
elle les injections de morphine, elle s'injecte en ce moment
la valeur de 0,06 centigrammes de cet alcaloïde par jour.

IMPRIMERIE F. DEVERDUN, BUZANÇAIS (INDRE).